DE

L'ACNÉ SÉBACÉE PARTIELLE

ET DE SA

TRANSFORMATION EN CANCROÏDE

PAR

Pierre AUDOUARD,
Docteur en médecine de la Faculté de Paris,
Interne en médecine et en chirurgie des hôpitaux de Paris,
et de l'hôpital des Enfants-Malades.

PARIS
V. ADRIEN DELAHAYS ET Cie LIBRAIRES-ÉDITEURS
PLACE DE L'ÉCOLE-DE-MÉDECINE

1878

DE

L'ACNÉ SÉBACÉE PARTIELLE

ET DE SA

TRANSFORMATION EN CANCROÏDE

PAR

Pierre AUDOUARD,
Docteur en médecine de la Faculté de Paris,
Interne en médecine et en chirurgie des hôpitaux de Paris,
et de l'hôpital des Enfants-Malades.

PARIS
V. ADRIEN DELAHAYE ET Cie, LIBRAIRES-EDITEURS
Place de l'Ecole-de-Médecine.

1878

DE

L'ACNÉ SÉBACÉE PARTIELLE

ET DE SA

TRANSFORMATION EN CANCROÏDE

INTRODUCTION.

Les maladies des follicules sébacés, qui sont désignées sous le nom générique d'acné présentent à étudier une série de formes morbides du plus haut intérêt parmi les nombreuses affections cutanées. Ces éléments peuvent devenir primitivement malades, et, indépendamment des autres parties constitutives de la peau, c'est par la localisation anatomique qu'on a pu se rendre compte des différents aspects pathologiques qu'ils affectent. On sait en effet par l'étude des diverses espèces d'acné connues, qu'elles correspondent à des modes variés d'altération des follicules sébacés. Ceux-ci peuvent être le siége d'une inflammation comme dans l'acné rosacea ou acné congestive, d'hypersécrétion plus ou moins considérable de la matière sébacée, comme dans l'acné sébacée, d'hypertrophie, comme dans l'acné hypertrophique ou éléphantiasique, d'hypertrophie avec rétention du produit de sécrétion comme dans le molluscum contagiosum ou acné varioliforme.

Enfin, pour parcourir le cycle des maladies dont le système glandulaire peut être atteint, les glandes sébacées peuvent subir la transformation cancroïdale ou épithéliomateuse comme dans l'acné sébacée partielle.

C'est sur cette dernière variété d'acné que je veux insister dans mon travail.

Les signes qui caractérisent cette affection sont d'autant plus importants à connaître, que s'ils viennent à être ignorés, le défaut d'un diagnostic précis peut avoir des conséquences d'une extrême gravité pour le malade et aboutir en dernier terme à la destruction progressive de la région qui était primitivement le siége d'une acné sébacée partielle.

L'étude de la transformation de cette acné en cancroïde me permettra d'expliquer la fréquence de ces deux affections à la face, et à la même époque de la vie, et de donner comme une des causes les plus fréquentes du noli me tangere, une maladie des follicules sébacés.

La symptomatologie de cette variété d'acné est évidemment connue, mais le difficulté de son étude consiste dans la longue durée habituelle de la maladie, et l'impossibilité où se trouve souvent le médecin de suivre le même malade pendant de nombreuses années.

Le siége du mal, et sa persistance font redouter au malade une affection grave, et désespérant de guérir, il recherche souvent en dehors de la médecine des moyens curatifs violents qui ne font qu'irriter le mal, tant et si bien que dans l'espace de quelques années la lésion primitive est pour ainsi dire méconnaissable et remplacée par un cancroïde.

Les observations qui constituent le fond de ce travail ont été recueillies pendant mon internat à l'hôpital Saint-Louis (1876-1878). Elles montrent une des phases seulement de l'évolution de l'acné sébacée partielle; et le plus grand nombre a été pris au moment où la maladie allait changer de nature.

Je dois à mon savant maître, M. le Dr Lailler, plusieurs observations du plus haut intérêt. On peut suivre sur celles-ci l'évolution presque complète de l'affection. Elles me serviront de guide pour coordonner et classer celles que je n'ai suivies qu'un temps trop limité.

Je remercie mon cher maître M. le Dr Lailler de sa bienveillance extrême, et des conseils qu'il n'a cessé de me donner pour faciliter ma tâche.

On trouvera enfin à l'hôpital Saint-Louis les moulages de plusieurs malades dont je parle dans ma thèse. Je donne avec leur observation, les indications nécessaires pour qu'on se rende un meilleur compte de la lésion, en examinant ces pièces d'après nature.

Les unes se trouvent au musée anatomo pathologique de l'hôpital Saint-Louis. Les autres sont au même hôpital dans la collection particulière de mon excellent maître M. le Dr Péan.

HISTORIQUE.

L'acné sébacée partielle appartient au groupe d'acné avec lésions des glandes sébacées.

Biett est le premier qui ait décrit ce groupe d'acné sébacée. Avant lui cette affection était confondue avec l'impetigo, et l'eczéma impétigineux. Mais il ne parle pas de la variété d'acné sébacée partielle, et s'il a vu la lésion c'est à l'érythème centrifuge qu'il la rattache.

Devergie a décrit deux maladies, l'herpès crétacé et l'acné sébacée successive dans lesquelles on retrouve des caractères de l'affection que j'étudie. Chacune des descriptions correspond à une période différente de l'acné sébacée partielle.

Cette dénomination a été employée pour la première fois par Cazenave, qui a rattaché ainsi la maladie, à l'organe qui était primitivement malade. Il a donné une remarquable description de cette variété d'acné et a signalé sa terminaison en cancroïde.

Presque à la même époque, Chausit ayant eu l'occasion d'observer des cas d'acné dont la guérison s'est faite par atrophie des glandes sébacées a substitué à la dénomination d'acné sébacée partielle, celle d'acné atrophique à cause de la lésion qui en résulte. Pour lui, ces deux variétés ne font qu'une maladie dont la période de lésion de sécrétion peut durer très-longtemps.

Bazin établit le diagnostic de l'épithélioma avant l'ulcération et de l'acné sébacée. Après avoir donné les signes propres à éclairer ce point difficile, il termine en disant qu'il n'est pas sans exemple de voir l'acné sébacée se transformer *in situ* en épithélioma.

Telle n'est point l'opinion de M. le professeur Hardy. Il étudie dans ses leçons sur les maladies de la peau et dans l'article *Acné* du Dictionnaire, la variété d'acné sébacée concrète. Il la considère comme une affection lente, mais il ajoute que pour sa part, il n'a jamais vu que l'acné sébacée concrète pût se terminer en épithélioma.

M. Lailler consacre dans ses leçons sur les affections cutanées un chapitre à cette forme d'acné, qu'il nomme acné atrophique ; et signale la dégénérescence cancroïdale de cette maladie. à la suite de traitements irritants.

Heurtaux admet à l'article Cancroïdes que cette affection peut débuter par une lésion des glandes sébacées mais il considère comme facile le diagnostic de l'acné sébacée partielle et du cancroïde.

En résumé, cette affection signalée depuis quarante ans en France, est admise par plusieurs dermatologistes, et passée sous silence par d'autres.

En 1854, M. le professeur Verneuil a publié dans les Archives un remarquable travail dans lequel il étudie les cancroïdes qui ne consistent plus dans l'hypertrophie papillaire, mais qui débutent par une lésion des glandes de la peau.

D'après cet auteur, cette variété de cancroïde se développerait dans les régions où les glandes sudoripares sont abondantes, et succéderait souvent à des tumeurs de la même origine glandulaire.

Les statistiques montrent que le cancroïde siége de préférence au nez et aux joues. C'est également le siége de l'acné sébacée partielle. Il s'agit de montrer que la dégénérescence de cette dernière maladie est très-fréquemment l'origine de l'épithélioma glandulaire sébacé.

DÉFINITION.

L'acné sébacée partielle est une altération particulière des glandes sébacées, caractérisée par une hypersécrétion donnant lieu à une ou plusieurs petites plaques grisâtres, peu étendues, bien circonscrites ; assez semblable à une verrue aplatie, sans le moindre phénomène de congestion au début, sans la moindre douleur et sans prurit. Quelquefois on observe plusieurs plaques de même nature.

C'est une maladie essentiellement chronique qui, dans beaucoup de cas, se termine par la formation d'une cicatrice, mais peut dans certaines circonstances acquérir une gravité réelle.

SYMPTOMES.

Le début de l'affection est difficile à observer.

Presque tous les malades disent qu'ils avaient depuis longtemps, à la place de la maladie actuelle, un petit bouton ou un petit point rouge à peine saillant. Mais leur attention n'est réellement éveillée que par l'apparition d'une croûte grasse, d'apparence squameuse, d'une coloration grisâtre. Elle se détache spontanément au bout d'un temps plus ou moins long, ou bien le malade l'enlève. Au-dessous, on voit une petite surface rouge, humide et comme huileuse. De nouvelles croûtes, semblables aux premières, se reproduisent, mais elles deviennent plus épaisses, plus grasses et d'une coloration plus jaunâtre. La surface sur laquelle elles reposent devient également plus rouge et s'entoure d'une zone érythémateuse.

Si on enlève la croûte, on la trouve adhérente par sa partie profonde et munie de prolongements filiformes, blanchâtres, qui correspondent à des dépressions dermiques. Ces dépressions sont les orifices des glandes sébacées dont les conduits sont distendus par le produit de sécrétion qui se concrète sur la peau.

Cette période, caractérisée par une lésion de sécrétion, dure un temps plus ou moins long ; elle peut aussi passer inaperçue. La maladie continuant son évolution, on voit se former, au niveau du point malade, une petite tumeur arrondie ou ovale, à bords légèrement indurés, avec une dépression au centre. Cette tumeur est sous-épidermique et donne lieu à une desquamation périphérique. Le centre est recouvert de petites croûtes grisâtres, adhérentes aux parties profondes. La lésion gagne par les bords, la partie centrale restant toujours déprimée. Lorsque la maladie a de la tendance vers la guérison, la sécrétion diminue, ce que Chausit explique par la destruction des glandes sébacées et des cloisons intermédiaires. Les squames succèdent aux croûtes. Enfin, les lamelles, d'une teinte grisâtre, toujours adhérentes, finissent par disparaître, en déterminant un amincissement graduel de la peau qui a l'apparence cicatricielle. Cette cicatrice est d'abord blanche et déprimée. Elle est limitée par un rebord saillant où l'on voit encore des follicules dilatés et quelquefois une rougeur érythémateuse.

Telle est la seconde période dite de cicatrisation.

Elle a également une longue durée et peut coïncider avec l'extension de la maladie qui gagne les parties voisines en présentant toujours la même série de phénomènes.

Chausit décrit une troisième période. Avec le temps, la cicatrice de l'acné deviendrait le siége d'un travail d'hypertrophie et de réparation qui donnerait à la plaque déprimée l'épaisseur de la peau saine et une teinte rosée uniforme.

Voilà l'évolution normale et la terminaison heureuse de cette maladie.

Mais les choses ne se passent pas toujours ainsi.

Les malades sont le plus souvent préoccupés par la persistance d'un mal qui ressemble, par son siége et par son aspect, à une autre affection ulcéreuse du visage. Ils cherchent à le faire disparaître, et ne font que l'exaspérer par des attouchements fréquents, par l'emploi de caustiques ou de pommades excitantes.

« Alors il s'établit une inflammation ulcérative. La croûte recouvre une surface rouge, exulcérée, au milieu de laquelle on observe des pertuis de follicules détruits dans leur longueur et béants. Les tissus environnants s'enflamment, s'hypertrophient. La sécrétion sébacée, plus abondante, se mêle à une certaine quantité de pus séreux et donne lieu à la formation d'une croûte qui n'a plus rien de la croûte squameuse de l'acné. Elle augmente sans cesse, devient bombée et sèche au centre, et reste molle sur ses bords. Au bout de huit à dix jours, elle tombe et laisse à découvert une surface inégale, à fond rouge, quelquefois saignante, donnant une sécrétion ichoreuse, parsemée de points déprimés et offrant à sa circonférence de petites croûtes de matière desséchée.

« Parvenue à cet état, l'acné sébacée partielle est presque toujours incurable. Elle constitue un des phénomènes les plus intéressants de la pathologie cutanée. C'est toujours une acné sébacée partielle dont on retrouve les caractères dans l'état gras de l'ulcération, la nature de la croûte, l'existence de pertuis...., etc., mais c'est déjà un cancroïde qu'on reconnaît, à la forme déchiquetée de l'ulcération, à l'induration des bords repliés sur eux-mêmes, à la marche et à la profondeur plus ou moins grande de la plaie. » (Cazenave.)

Les caractères de cette ulcération sont intéressants à connaître. Sa marche est d'abord très-lente, et, sous l'influence d'un traitement approprié, on peut obtenir une cicatrisation. Il se forme au niveau de l'ulcère une pellicule mince et d'apparence cicatricielle, mais souvent une nouvelle poussée survient, qui rétablit l'ulcération.

Dans d'autres cas, le centre de l'ulcère se cicatrise et de nouvelles tumeurs apparaissent sur les bords et évoluent comme cela vient d'être indiqué.

Cette ulcération a une marche serpigineuse ; tandis qu'une partie de la plaque se cicatrise, l'ulcération fait des progrès en sens opposé. Elle rampe, pour ainsi dire, et se développe en surface plus qu'en profondeur. Arrivée au voisinage d'une muqueuse, l'ulcération augmente d'activité et le mal fait de rapides progrès en profondeur.

Si le traitement médical ne produit pas d'amélioration, ces alternatives de guérison apparente et d'ulcération cessent, les caractères propres à l'acné ulcérée disparaissent, et la prédominance des signes du cancroïde s'affirment de plus en plus.

Les bords de l'ulcération deviennent durs, relevés, coupés à pic en certains endroits et sont en continuité ailleurs avec le fond de la plaie. Sur l'ourlet limitant, on trouve souvent de petites granulations blanc jaunâtre, ressemblant à de la cire, modérément transparentes et très-compactes. Ces petits corps sont quelquefois isolés, ou bien réunis les uns à côté des autres et ont une apparence moniliforme. Au bout d'un certain temps, ils s'ulcèrent par leur centre et se confondent avec la plaie.

Le fond de l'ulcère est en général aplati et occupé par des bourgeons charnus de petite dimension. La surface est saignante. Il s'en écoule aussi un liquide ichoreux dont le mélange avec le sang produit des croûtes brunâtres épaisses qui recouvrent l'ulcération.

La peau des parties environnantes est enflammée, un réseau vasculaire très-abondant se dessine autour de la tumeur.

Enfin, à une période avancée, la base dure sur laquelle repose l'ulcère perd la mobilité qu'elle avait au début et contracte des adhérences avec les parties profondes.

A ces signes, on reconnaîtra un cancroïde. Pour savoir, à cette période de la maladie, quelle a été la cause primordiale, on sera guidé par les renseignements fournis par le malade et par quelques-uns des signes propres de l'acné qui peuvent exister d'une manière concomitante. Il n'est pas rare de trouver sur le même malade un cancroïde du nez ou de la joue, par exemple, et sur un autre point du visage une plaque d'acné sébacée partielle à la période de sécrétion. Cette plaque peut parcourir les phases que je viens de signaler et se transformer enfin en cancroïde.

La peau, au voisinage des parties malades, est grasse, huileuse et présente des orifices sébacés très-dilatés par la matière sécrétée. Chez les vieillards, on trouve en même temps que l'ulcération du visage des crasses cutanées et des tannes répandues sur le corps et principalement au dos. Malgré la persistance de cette lésion, on a rarement signalé l'engorgement de ganglions, sauf à la dernière période. Pendant longtemps le malade ne se plaint que de fourmil lements, mais pas de douleurs.

Tels sont les phénomènes que j'ai pu observer sur plusieurs malades et qu'on retrouvera signalés dans les observations. On peut donc les diviser en trois périodes.

1re période, lésion de sécrétion; 2e période, formation d'un ulcère avec tendance de transformation épithéliomateuse; 3e période, cancroïde confirmé. Daus les deux dernières périodes, on peut voir la terminaison heureuse de l'acné par cicatrisation.

Observation I. — **Acné sébacée partielle. — Dégénérescence épithéliomateuse. — Cancroïdes multiples. — Guérison. — Pièce n° 2 du Musée d'anatomie pathologique.**

La nommée Désirée Lebègue, âgée de 38 ans, cuisinière, née à Plemsem (Aisne), entre à l'hôpital Saint-Louis, le 5 novembre 1866, dans le service de M. le Dr Lailler, pour une affection ayant débuté il y a six ans environ.

Cette femme est d'une constitution robuste et d'un tempérament sanguin.

Cette malade n'a jamais eu dans son enfance de maux d'yeux, cependant sur la cornée de l'œil droit, il y a un albugo. Elle n'a jamais eu de gourmes, mais des glandes au cou et même des abcès froids. Depuis deux ans elle a des écoulements par les oreilles. Vers l'âge de 4 ans, elle a eu la variole dont elle porte les cicatrices.

Pas d'antécédents arthritiques nets, jamais elle n'a souffert de rhumatismes articulaires. Cependant, elle a des coryzas fréquents, quelques troubles dyspeptiques, inappétence, constipation, elle est aussi très-impressionnable et sujette aux palpitations.

Elle est réglée à l'âge de 14 ans, depuis cette époque les règles sont venues régulièrement, elles durent en moyenne huit jours et ne fatiguent pas beaucoup la malade,

Enfin, l'interrogatoire le plus attentif ne dévoile aucun antécédent syphilitique ; cette femme n'a pas eu non plus de grandes causes de fatigue et d'épuisement; elle a toujours usé d'une bonne nourriture, n'a jamais fait d'excès de travail. La maladie actuelle a commencé, il y a six ans, par une éruption de boutons que la malade compare à des clous. Cette éruption apparut au cuir chevelu et au cou, un seul de ces boutons existait à la face, à la lèvre et à ce niveau on voit encore une surface rouge sans induration.

Etat à son entrée tel qu'il a été noté par l'interne du service, 5 novembre 1866.

La malade présente actuellement sur le nez, une ulcération recouverte de croûtes verdâtres, épaisses. Il y a six ans, elle avait alors 32 ans, une petite élevure, blanchâtre au milieu, rouge sur les bords, s'était développée au niveau d'une cicatrice variolique et avait formé une ulcération analogue à celle qui existe actuellement : cautérisée à deux ou trois reprises, cette ulcération avait presque entièrement disparu, il ne restait qu'un simple petit bouton papuleux, lorqu'il y a six mois, elle s'est formée de nouveau.

Sous la paupière inférieure de l'œil droit, et sur la racine du nez on distingue une cicatrice ; cette cicatrice provient d'une opération autoplastique pratiquée à Reims pour combler une perte de substance, due à l'ablation d'une tumeur de même nature et de même apparence développée à peu près à la même époque que la première. A la muqueuse, on voit une autre ulcération, celle-ci datant de six mois.

On lui fait prendre une potion et des bains de sublimé, mais bientôt ce traitement n'amenant aucune amélioration, et les ulcérations tendant à gagner en profondeur. M. Féréol ordonne du sirop de Gibert et des bains alcalins. Comme on le voit par cette médication, le diagnostic porté alors est ulcération de nature syphilitique.

Aucun changement dans l'état de la malade n'est noté jusqu'en 1867, époque où M. Bazin consulté considère, lui aussi, ces altérations comme étant syphilitiques.

A cette époque, juste à la racine du nez, existe une ulcération dont on ne peut indiquer au juste la profondeur, cette ulcération est de la largeur d'une pièce de cinquante centimes environ. Elle est recouverte de croûtes assez épaisses, à reflet verdâtre, autour de l'ulcération, zone inflammatoire de peu d'étendue : il n'y a pas d'induration sous-jacente. Cette ulcératien est très-prurigineuse, elle ne paraît pas atteindre le périoste, ni les os ; à la pression on fait sourdre du pus en assez grande abondance. La pièce moulée n° 2 se rapporte à cette période.

A la région de la nuque existe également une ulcération assez profonde, allongée, cette ulcération est entourée également d'une zone inflammatoire, elle repose sur une base indurée, grosse comme une petite amande; à la pression, on fait sourdre un peu de pus.

Pas d'engorgements ganglionnaires sous-occipitaux ni sous-maxillaires. Le traitement qui avait été supprimé il y a quelques jours, par suite de maux de têtes violents qu'éprouvait la malade, est repris comme il suit le 11 mars 1867. A l'intérieur, iodure de potassium 1 gramm., à l'extérieur, applications de teinture d'iode sur les ulcérations.

Avril 1867. On cautérise les ulcérations avec l'iodhydrargyrate de potassium.

Mai. L'ulcération du nez est toujours la même, grisâtre sans bourgeons charnus, ses bords présentent une induration presque chancroïde. Mais l'ulcération de la nuque est aujourd'hui cicatrisée ; la cicatrice est blanche, n'offrant pas les caractères d'une cicatrice syphilitique ou scrofuleuse. On continue la cautérisation sur le nez avec l'iodhydrargyre.

Juin. De la zone inférieure de l'ulcération on voit s'élever un tissu blanchâtre. Cautérisations au perchlorure de fer. Au niveau de l'angle externe, on voit une saillie du volume au moins d'une lentille avec dépression corticale, cette saillie est très-dure au toucher, mais n'est le siége d'aucune douleur.

Le 10. Le trois quarts de l'ulcération du nez sont guéris. La cicatrice est blanche, mais à la limite supérieure, il reste toujours une ulcération dont les bords sont renversés, très-dure au toucher.

8 juillet. La malade quitte l'hôpital sur sa demande. Malgré les applications répétées d'iodydrargyrate de potassium et de perchlorure de fer, l'ulcération du nez persiste toujours.

Deuxième partie. — La malade rentre le 19 juin 1872, salle Saint-Thomas. Sortie de l'hôpitul il y a environ quatre ans, elle a toujours été cuisinière et n'a jamais eu de maladie en dehors de celle qui la ramène de nouveau.

Elle présente actuellement à la racine du nez, une plaie triangulaire qui a reparu depuis quinze jours, enfoncée dans les tissus ;

au-dessous on sent comme une perte de substance dans les os propres du nez. Cette plaie couverte d'une croûte rougeâtre est indolore.

A la nuque, une tuméfaction qu'elle présentait déjà à sa première entrée à l'hôpital et qui, à cette époque, avait été le siége d'une ulcération qui s'était cicatrisée, a recommencé à s'ulcérer et petit à petit a acquis l'aspect suivant : on remarque une ulcération en forme de croissant irrégulier, à bords déchiquetés, très-profonde, dont le fond présente un aspect blafard, et est recouvert d'un liquide sanieux. Les bords sont taillés à pic. L'ulcération toute entière est supportée par une portion saillante, dure, qui paraît assez profonde, tout en étant assez mobile.

27 juin. Sur le côté droit du cou existe une ulcération semblable. On enlève un petit morceau des bords qu'on examine au microscope et on trouve des cellules épithéliales, soudées, des globes épidermiques et un demodex.

3 juillet. L'ulcération est pansée avec le chlorate de potasse.

Le 12. Cicatrisation partielle de l'ulcère à bords indurés du cou.

Le 30. A la nuque, la saillie indurée, ulcérée au centre est en partie cicatrisée, cette cicatrisation est plus prononcée que précédemment.

12 août. La plaque qui se trouve à la partie supérieure du triangle sus-claviculaire, formée de saillies, dures, irrégulièrement disposées, commence à s'ulcérer.

Le 16. Autour de l'ulcération de la nuque, et à la partie supérieure on voit trois petites ulcérations. A la partie inférieure, on voit quelques pustules avec un petit point blanc au centre, début des ulcérations.

Le 23. Les petites ulcérations situées autour de la plaque de la nuque sont cicatrisées. Cette plaque elle-même est desséchée, et semble se cicatriser. Il y a quelques jours cette malade a été de nouveau montrée à M. Tillaux qui persiste à croire à une manifestation syphilitique.

24 septembre. L'ulcération de la nuque se creuse. La malade prend 1 gr. d'iodure de potassium et fait des frictions mercurielles sur la partie malade.

Octobre. M. Bazin revoit la malade, il fait de la tumeur de la nuque un cancroïde. L'affection n'a pas assez marché pour être syphilitique. Les bords sont durs, on trouve de petites saillies localisées à la paupière supérieure de l'œil droit.

Elle a eu du mycosis? Mais les bords sont trop durs !

Novembre. La malade sort sur sa demande. La tumeur du cou est très-diminuée.

Troisième partie. — La malade rentre à la salle Saint-Jean, le 15 novembre 1877, dans le service de M. le Dr Vidal.

Depuis le 19 novembre 1872, elle a été tour à tour à la Pitié, dans le service de M. Labbé et à l'hôpital Saint-Louis dans celui de M. Lallier, et cependant malgré les divers traitements : cautérisation avec des flèches de pâte de Canquoin, administration de chlorate de potasse intus et extra, son ancienne affection si elle a diminué n'a pas encore disparu.

Etat actuel. — L'œil gauche présente à la commissure externe des paupières une plaque indurée, cicatrisée dans sa partie périphérique présentant à son centre des ulcérations irrégulières couvertes de croûtes dont les unes son jaunes, saillantes et bombées, et les autres, au contraire, rouges, minces et déprimées. Ces ulcérations empiètent à la fois sur les deux paupières et amènent un ectropion partiel du bord externe de la paupière inférieure, de telle sorte que l'occlusion partielle de l'œil est impossible.

Sur le bord de l'ancienne cicatrice de la partie supérieure du creux claviculaire droit existent deux ulcérations, l'une arrondie, l'autre ovalaire que sépare un peu de tissu cicatriciel et qu'entoure une zone légèrement érythémateuse.

A la nuque, juste au-dessous de la ligne d'implantation des cheveux, on observe une large cicatrice kéloïdienne dont le centre présente deux ulcérations, l'une très-profonde creusée en entonnoir, dont le fond sécrète du pus en assez grande abondance et dont les bords sont durs, saillants, formés de nodosités, déjetés en dehors et très-irrégulièrement découpés. La seconde ulcération présente à un moindre degré les caractères de la précédente. On ne trouve pas de ganglions engorgés.

Cette malade est au traitement par le chlorate de potasse depuis son entrée dans le service de M. le Dr Vidal, mais ce médicament n'a pas paru influencer beaucoup l'état des lésions.

Etat de la malade le 15 novembre 1878. — La malade est pour ainsi dire guérie. La cancroïde de la nuque n'existe plus depuis le mois d'août A sa place, on trouve une cicatrice de même niveau que la peau saine. Elle est souple, mince, présentant de petites hachures, comme on en observe sur tout le corps. Sa coloration est blanc rosé ; et sur la partie supérieure qui correspond à la naissance des cheveux, il y a quelques poils follets.

La guérison de la tumeur du nez remonte à un an.

A ce niveau, il y a une cicatrice légèrement déprimée, mince, blanchâtre. Elle paraît appliquée contre les os propres du nez, mais elle n'est pas adhérente profondément.

L'ulcération qui occupait en novembre la commissure externe de l'œil gauche s'étant transformée en cancroïde, menaçait d'envahir les paupières ; il a été extirpé au bistouri par M. le Dr Duplay le 7 mars 1878.

Dans le triangle sus-claviculaire droit, on retrouve une ancienne cicatrice datant de trois ans. Mêmes caractères. Sur les bords on retrouve cinq petites tumeurs, chacune du volume d'une lentille aplatie ; légèrement indurées, ayant une coloration blanchâtre et placée superficiellement.

On trouve enfin sur les limites de la cicatrice deux points noirâtres formées par de l'acné punctata.

Sur le front, au-dessus du sourcil gauche existe une petite tumeur sous-épidermique aplatie, à bords arrondis, excavé en cupule, avec une légère exulcération au centre et saignant quelquefois. Près de la commissure externe de l'œil gauche, sur les limites de la cicatrice résultant de l'ablation, on trouve une petite tumeur semblable. Sur le milieu du lobule du nez, on commence à voir une petite plaque rosée sous-épidermique, donnant lieu de temps en temps à une squame, c'est le début du mal. Sur la joue gauche une quatrième petite tumeur existe. Elle est ovalaire avec les bords indurés et une dépression au centre, on observe quelquefois une légère desquamation.

Ces petites tumeurs restent longtemps stationnaires, puis à un moment donné, elles s'élargissent par leur circonférence, s'ulcèrent et finissent par donner lieu à un cancroïde. Dans les cas de terminaison favorable, elles s'affaissent et sont remplacées par des cicatrices souples, comme on en trouve un certain nombre sur le visage de la malade.

Etat gras de la peau du visage, principalement au nez. On voit sur le lobule de la matière sébacée concrète sous forme de crasse cutanée.

Examen histologique fait par M. Malassez, chef de laboratoire au collége de France.

L'examen histologique a été fait à deux reprises différentes. En 1872, la partie soumise à l'examen a été prise sur les bords de la tumeur sus-claviculaire. En 1876, c'est un morceau de tumeur provenant du cancroïde de la nuque.

1er *Examen*, 1872. — Les petites tumeurs que vous m'avez donné à examiner, écrit M. Malassez à M. Lallier, sont bien des épithéliomes développés aux dépens des glandes sébacées.

Quand, examinant les coupes, on passe de la peau saine aux plus petites tumeurs, et de celles-ci aux plus grosses, on peut bien se rendre compte de leur développement.

1° Les glandes sébacées voisines des tumeurs sont plus volumineuses, mais leur structure, ainsi que celle du tissu conjonctif ambiant ne paraissent pas modifiées.

2° Les petites tumeurs sont formées par des glandes sébacées hypertrophiques dans lesquelles les cellules épithéliales, en même temps qu'elles sont multiples, ont perdu plus ou moins leurs fonctions propres. Ces glandes sont entourées par un tissu conjonctif de nouvelle formation.

3° Dans les grosses tumeurs, les lésions sont plus avancées. Les glandes sébacées sont transformées en amas lobulés de cellules épithéliales pavimenteuses, au centre desquelles on trouve parfois des cellules sébacées normales, dernière trace de la ponction. Le tissu conjonctif de nouvelle formation est plus abondant, et c'est peut-être grâce à lui que la néoformation épithéliale reste localisée.

Je n'ai pas examiné de tumeurs ulcérées et ne sais comment se fait ce processus. Les follicules pileux m'ont paru prendre part à la dégénérescence épithéliomateuse; les glandes sudoripares paraissent rester saines, et l'épiderme cutané au niveau des tumeurs est aminci par pression sans doute.

2° *Examen*, octobre 1875. — Ces coupes n'ont sans doute pas été faites dans un bon sens. Je n'ai pu me rendre compte du processus ulcératif; c'est à revoir. Mais la marche de l'épithélioma est des plus nettes, on ne voit plus de glandes sébacées, transformées, hypertrophiées, mais toujours reconnaissables; ce ne sont plus que des masses épithéliomateuses, irrégulières, qui envoient, en tous sens, des prolongements épithéliaux. Le tissu conjonctif qui les enveloppe est bien dense. pourra-t-il résister encore ou se laissera-t-il déborder? Là est la question.

Observation II. — Acné sébacée partielle du nez. — Transformation en épithélioma. — Cancroïde de la face. — Cachexie. — Pièce n° 430 du Musée d'anatomie pathologique.

Le nommé Bauchel (Jean), âgé de 27 ans, exerçant le métier de maçon, entre pour la première fois à l'hôpital Saint-Louis, dans le service de M. le Dr Laillier, le 10 février 1865.

Sa maladie a pour siége le visage : elle occupe le dos du nez et les parties latérales. Elle est caractérisée par une éruption à forme irrégulière, à fond inflammatoire, avec des croûtes de matière sébacée concrète. Elles ont une teinte jaunâtre et sont plus abondantes sur les limites du mal où elles forment un rebord élevé au-dessus de la peau saine.

Sur le côté droit du nez, près du grand angle de l'œil, il y a plusieurs pustules d'acné recouvertes de croûtes et réunies par la zone inflammatoire sur laquelle elles reposent.

Au-dessous du dernier sillon oculo-palpébral inférieur droit, il existe deux plaques de nature semblable. Les parties comprises entre les différentes plaques d'acné partielle ont une coloration grisâtre due à des dépôts de matière sébacée.

Les ailes du nez et le lobule présentent une vascularisation superficielle abondante, et offrent un piqueté brunâtre dû aux glandes sébacées dilatées et remplies de comédons.

Le malade sort du service le 5 mai. Il a été guéri pendant un certain temps, lorsqu'il y a trois semaines, à la suite d'une copieuse libation, de nouvelles ulcérations se sont formées sur le nez. Elles se sont développées sur l'ancienne cicatrice. Elles sont arrondies, serpigineuses, analogues aux premières, saignantes et recouvertes de croûtes brunâtres.

24 juillet 1865. On touche le nez tous les cinq jours avec l'iode caustique.

5 août. L'ulcération du sillon naso-génien gauche augmente en étendue et en profondeur. Le fond est sec.

Le 22. Va mieux. L'ulcération est presque comblée par un bourgeon cicatrisant. Cautérisations au nitrate d'argent depuis le 12 août.

25 octobre. Cicatrisation à peu près complète.

Le 30. Quelques points de nouveaux ulcères.

12 novembre. Etat à peu près stationnaire, renvoyé pour désordre.

Deuxième partie. Le malade entre le 11 juin 1872 dans le service de M. Hillairet, qui diagnostique cancroïde du nez et de la joue, et fait faire le moulage de la maladie.

La lésion est caractérisée par deux points : Même siége et ulcérations plus étendues.

L'ulcération est large et étendue, elle occupe le sillon nasogénien et la partie voisine de la joue gauche. Des croûtes épaisses jaunâtres ou mélangées de sang recouvrent la partie malade. Le bord est légèrement élevé, sans avoir un ourlet très-marqué. Rougeur de la peau sur les limites du mal et vascularisation.

L'aile gauche du nez est en partie détruite comme avec l'emporte-pièce sur l'aile droite du nez et au-dessus existent des croûtes jaune verdâtre, isolées les unes des autres.

Une autre croûte du volume d'un pois siége au niveau du lobule et une autre semblable correspond à l'os propre du nez du côté gauche.

Sous les croûtes la peau paraît ulcérée.

Les deux os nasaux font saillie sous la peau. Au-dessous existe une dépression du nez et le lobule est également déprimé et dévié à gauche.

L'affection existe sur les bords ; au centre on trouve un tissu de cicatrice, souple, mince, d'une coloration rosée par places. Cet amincissement de la peau est tel qu'on dirait la peau appliquée directement sur la surface osseuse.

Le malade sort le 1er juillet.

Troisième partie. — Le malade est reçu le 17 mai 1876 dans le service de M. le Dr Laillier. Il a fait de nombreux séjours dans l'intervalle à l'hôpital Saint-Louis, et a été soumis à des traitements divers qui n'ont pu enrayer le mal. Il a séjourné un an, 1874, dans le service de M. Després à Cochin ; on n'a pas cru devoir faire l'ablation de la tumeur.

Actuellement il a une vaste ulcération de la joue gauche et du nez. Bords taillés à pic, fond anfractueux très-rouge. Elle s'étend jusque sur l'os malaire, et envahit en haut la paupière. La paupière supérieure est fortement échancrée en dedans et même détruite pour un tiers environ. La paupière inférieure est profondément ulcérée ainsi que la conjonctive oculaire et palpébrale qui ne fait qu'un avec l'ulcération principale, de sorte que le globe oculaire est caché par le bourgeonnement et par les débris ulcéreux déchiquetés qui rendent impossible les mouvements de la paupière supérieure. La vue est abolie de ce côté. L'ulcération est surtout anfractueuse sur le nez. Les ailes et la sous-cloison sont en partie rongées et une portion de la lèvre supérieure est entamée.

Ilots cicatriciels sur la face du nez. Bande cicatricielle transversale, mais étroite à quelques millimètres au-dessus de la lèvre. Quelques autres points de cicatrice disséminés sur la surface malade. Il n'est jamais tombé d'esquilles du nez.

Douleurs lancinantes continuelles. Quelquefois irradiations douloureuses épouvantables dans la mâchoire.

Etat général grave. Le malade tousse et a des sueurs nocturnes. Craquements au sommet droit.

Le 18 mai. Le malade demande à sortir.

Observation III. — Acné sébacée partielle du nez. — Période de transformation épithéliomateuse. — Cancroïde de la région temporale. — Pièce n° 162 du Musée d'anatomie pathologique.

Le nommé Grossetête, âgé de 48 ans, entre le 9 décembre 1869 à l'hôpital Saint-Louis, dans le service de M. le Dr Laillier.

Pas de maladies de la peau dans la famille.

Il n'a jamais eu dans son enfance ni gourme ni engorgement ganglionnaire.

Il n'avait jamais rien eu à la peau, lorsque parut, il y a cinq ans, la maladie actuelle. Alors survint à la partie gauche du nez, un bouton qui fut cautérisé avec la pâte de Rousselot. Peu à peu des croûtes se formèrent sur le nez, l'envahissant presque complètement, du pus se formait sous les croûtes qui se détachaient de temps en temps, bientôt il s'en formait d'autres. Il y a un an que parut à la tempe gauche une tumeur qui devint grosse comme une petite noix. Il soutient qu'elle a été ouverte par M. Blachez.

L'affection cutanée du nez n'a jamais été douloureuse, seulement quelques démageaisons. Cet homme est entré plusieurs fois à Saint-Louis. Il y a trois ans, il resta trois mois dans le service de M. Bazin. — Bains alcalins, huile de Cade, *acné sébacée*.

Il y a deux ans, il passa deux mois dans le service de M. Guetout. — Cataplasmes de fécule, pommmades, *acné sébacée*.

Enfin, il fit un séjour de trois semaines dans le service de M. Hardy (Essence caustique sur la tumeur), et deux mois dans celui de M. Hillairet (Bains et cataplasmes).

Ce malade est sorti de la salle Saint-Louis en septembre 1868, service de M. Lailler. Lorsqu'il a quitté l'hôpital, son nez était très-amélioré, mais non complètement guéri. Il y avait des croûtes et des saillies tuberculeuses.

9 novembre 1869. Aujourd'hui toute la partie médiane du nez donne naissance à de gros bourgeons qui sont recouverts de croûtes jaunes, épaisses, plus ou moins dures et adhérentes. Elles se détachent de temps en temps et en forment de nouvelles.

Au mois de décembre a paru à la tempe gauche une grosseur ressemblant à une loupe. Cette tumeur a augmenté petit à petit de volume. Elle a été ouverte en juin 1869. Il sortit de la tumeur une matière blanche sébacée, épaisse. Il y a trois mois il est resté quinze jours à la salle Saint-Jean. Cette plaie ne s'est jamais cicatrisée.

Il reste aujourd'hui une ulcération assez profonde rougeâtre. Les bords sont décollés et la peau qui entoure cette plaie forme tout à l'entour un bourrelet dur et très-saillant, de sorte que la partie centrale paraît profondement déprimée.

L'écoulement du pus est assez abondant. Il y a des élancements tout autour de l'œil correspondant.

Un petit ganglion au devant du pavillon de l'oreille.

23 décembro. Application de pâte de Vienne sur la tumeur de la tempe.

1er janyier 1870. L'eschare est tombée. Elle est superficielle.

Le 4. Le malade sort pour refus de traitement.

Description de la tumeur d'après le moulage. — Vascularisation fine et superficielle sur les limites du mal, et sur les pommettes. Agglomération de tumeurs mamelonnées, muriformes, mais aplaties occupant le dos du nez de la racine ou lobules, et s'étendant transversalement jusqu'aux joues. Elles sont presque toutes recouvertes de croûtes formées par de la matière sébacée concrète, de coloration jaune verdâtre, plus foncées par places, par suite du mélange avec le sang. Ces tumeurs sont dues à une hyperthrophie de la région. Elles sont séparées les unes des autres par des sillons profonds, ce qui donne au nez un aspect mamelonné.

Quelques-unes de ces tumeurs ne sont pas recouvertes de croûtes. La peau paraît lisse, rosée et amincie. D'autres sont ulcérées, leur surface est rougeâtre et les croûtes sont imbibées de sang.

Sur le côté gauche du nez on trouve à côté de ces tumeurs une plaque violacée, légèrement deprimée au centre, d'apparence cicatricielle.

Au niveau de la joue gauche, à l'origine du sillon naso-génien existe une croûte jaunâtre, épaisse, isolée ; autour d'elle les orifices des glandes sébacées sont très-dilatés et pleins de sebum.

Sur les ailes du nez et autour de la lésion, la peau paraît grasse, rugueuse, à cause de la matière sébacée concrète qui donne à ces parties un aspect crasseux.

La face inférieure du nez n'est pas envahie par le mal. Sur le front et sur la joue droite les glandes sébacées ont leurs orifices très-apparents.

A la région temporale gauche, arrivant sur l'angle externe de l'œil existe une tumeur ulcérée manifestement cancroïdale. Elle a presque l'étendue d'une pièce de cinq francs. Bourrelet saillant, arrondi avec de petites saillies sous-cutanées, et des varicosités s'étendant à la périphérie du mal. Décollement des bords.

Le centre est ulcéré, bourgeonnant. Il gagne en étendue vers la partie inférieure, où le bord est déprimé.

Observation IV. — Acné sébacée partielle. — Première période. — Lésion de sécrétion. — Guérison.

Le nommé Morin (Jean), tailleur, âgé de 68 ans, entre le 20 avril 1869, dans le service de M. le Dr Lailler.

Notre malade, dans son enfance n'a pas eu de manifestations scrofuleuses ni rhumatismales.

L'éruption principale siége au lobule du nez, à la narine droite et à la pommette du même côté. Au début, le malade avait seulement de petites papules pâles, semblables à des verrues, autour desquelles la rougeur était vive. Ces papules se sont couvertes de croûtes adhérentes qui ne sont jamais tombées, mais la pression pouvait faire sortir un peu d'humeur, et lorsqne le malade cherchait à arracher une des croûtes, le sang coulait très-facilement. L'éruption a toujours été indolente.

Aujourd'hui les croûtes ont augmenté, elles sont jaunes, verdâtres à leur centre. Les bords sont blanchâtres, ils se confondent avec l'épiderme. Autour de ces croûtes, il y a une vascularisation très-prononcée qui forme une auréole de 1 centimètre environ. On voit aussi trois ou quatre tubercules blanchâtres, au milieu de cette vascularisation. *Ils sont, d'après le malade, semblables à ceux du début.*

Lorsqu'on enlève une des croûtes, on trouve une altération profonde dont les bords sont irréguliers et paraissent former une série de petites saillies papilliformes, dans les intervalles desquelles les croûtes viennent s'engrener, et se fixer solidement.

Au niveau du masséter du côté droit, il existe deux ou trois petites papules de la peau entourées de vascularisation.

24 avril. Aujourd'hui, sous l'influence de cataplasmes et de douches les croûtes sont tombées, et les surfaces malades sont parfaitement lavées. On voit que les ulcérations sont très-peu étendues, mais les surfaces malades sont hérissées de saillies papilliformes irrégulières et de la grosseur d'une tête d'épingle.

Autour des surfaces malades, les glandes sébacées sont remplies de produits de sécrétion. Elles ont un fond à dépression dû au boursouflement du derme qui entoure les orifices glandulaires, d'où un espect mamelonné de la peau qui paraît être le premier degré de la lésion des surfaces qui portaient des croûtes.

Le 30. Amélioration de la lésion de la face sous l'influence de cataplasmes et de lavages.

20 mai. Le malade a eu, au commencement du mois, un érysipèle dont le point de départ paraît être une ulcération de la narine droite. L'acné sébacée partielle du nez et de la joue droite a été très-heureusement modifiée par l'érysipèle.

Le 31. Il reste encore un peu de rougeur au nez et à la joue avec quelques lamelles épidermiques adhérentes.

Le malade sort sur sa demande.

Observation V. — Acné sébacée partielle de la joue. — Période de transformation épithéliomateuse du dos du nez.

Le nommé Girard (Barthélemy), concierge, est âgé de 64 ans. Le malade porte sur le dos du nez, au niveau de l'extrémité inférieure des os propres du nez, une tumeur ulcérée. La surface de la plaie est rougeâtre, et donne lieu à un liquide ichoreux et à du sang. Les bords sont légèrement indurés. Du côté gauche, on trouve une tumeur non ulcérée et rougeâtre, de consistance chondroïde, et n'ayant pas d'adhérence profonde. Autour de l'ulcération, on observe une vascularisation abondante.

Au niveau de l'angle externe de l'œil gauche, existe une petite tumeur ovalaire à bords indurés, avec une dépression au centre, et une croûte qui la recouvre.

Sur la joue droite, à la naissance de la barbe, on trouve une croûte de matière sébacée concrète ; sur le milieu de cette joue, existe également une petite croûte de matière sébacée, avec une zone inflammatoire située au-dessous.

Etat gras de la peau.

L'orifice des glandes sébacées au nez, est très-développé, et rempli de cette matière. A la racine du nez, la peau est huileuse. Sur la partie latérale gauche du nez, on trouve des crasses cutanées. Le début de l'ulcération du nez remonte à quinze mois, par un bouton qui a augmenté progressivement, et qui est ulcéré depuis un an.

Il n'y a pas de ganglions sous-maxillaires.

Traitement antérieur. — Applications de pâte de Vienne, sans succès. Je joins à cette observation, celle de la fille du malade qui offre les lésions de l'acné sébacée partielle tout à fait au début :

Observation V. — Acné partielle du nez. — Période de lésion de sécrétion.

La nommée Girard (Joséphine), âgé de 32 ans, présente sur le bout du nez, une petite plaque rose, sans élévation au-dessus de la peau, mais se distinguant de la peau saine par des contours plus colorés. Cette plaque donne lieu à un légère desquamation.

Etat gras de la peau du nez, et dilatation des orifices sébacés.

Le début du mal remonte à deux ans déjà. Sur l'aile gauche, on trouve une plaque semblable, encore plus petite et recouverte de squames grasses.

Rien sur le visage.

Observation VI. — Acné sébacée partielle du nez. — Période de lésion de sécrétion et début de la période d'ulcération.

La nommée Gérard (Adélaïde), âgée de 55 ans, ménagère, est entrée dans le service de M. le Dr Péan, le 7 août 1878. La malade, avant l'affection pour laquelle elle vient se faire soigner, a toujours joui d'une bonne santé. Elle paraît avoir une constitution robuste. Elle n'a jamais eu de troubles menstruels.

Il y a huit à neuf mois, sans cause appréciable, elle a vu son nez se tuméfier un peu et rougir par places. Elle rapporte à la même époque l'apparition de plusieurs petits boutons qui se sont couverts de croûtes et qui ont persisté depuis, en augmentant d'étendue.

Actuellement, on constate une rougeur diffuse du côté gauche du nez, et un état gras de la peau de cette région, qui est couverte de croûtes jaunâtres, formées de matière sébacée concrète, et recouvrant presque toute la moitié gauche du nez.

Sur le lobule moyen du nez, les croûtes sont plus épaisses en un point, et ont une coloration plus foncée. Elles reposent sur une petite tumeur arrondie, du volume d'un pois, et déprimée au centre. Les bords se confondent sensiblement avec la peau. Il n'y a pas d'ulcération au-dessous.

Le sillon de l'aile du nez est profond, par suite de la saillie des bords. La peau, de part et d'autre, est recouverte de petites tumeurs mamelonnées, du volume d'un grain de chènevis, rapprochées les unes des autres. Un suintement gras existe à ce niveau, et la matière sébacée concrète forme une croûte continue. L'hypertrophie est telle qu'on doit tendre légèrement la peau pour voir le fond du sillon. Il n'y existe pas d'ulcération. Mais au niveau du bord libre de l'aîle du nez, près de la lèvre, les croûtes sont abondantes, brunâtres. Si on les enlève, on y trouve une légère ulcération de la peau, à bord taillés à pic. La surface se couvre aussitôt d'un liquide ichoreux et de sang.

A la naissance du sillon génien existe une dernière tumeur recouverte de croûtes, et exulcérée au centre.

La vascularisation de la région est augmentée et les orifices sébacés sont hypertrophiés d'une manière frappante.

La malade n'a pas fait de traitement régulier, elle vient réclamer des soins parce que le mal paraît avoir reçu une nouvelle impulsion.

Il n'y a pas de ganglions.

On l'a traitée par des cataplasmes de fécule, et, à la date du 9 août, sous l'influence de ce traitement, les croûtes sont en partie tombées. La tumeur du lobule moyen du nez se présente sous forme d'un bouton à bords arrondis, élevé au-dessus de la partie saine de la peau ; le fond, déprimé sans ulcération, est recouvert d'une pellicule très-mince.

Celle du sillon génien est formée par un bord en fer-à-cheval avec dépression au centre, sans ulcération.

L'hypertrophie, mamelonnée au niveau du sillon de l'aile du nez, persiste avec suintement de matière sébacée.

A sa terminaison au niveau de la lèvre, et sur le bord libre de l'aile du nez, les croûtes persistent avec ulcération au-dessous, saignant facilement, et l'on reconnaît qu'en ce point la lésion est plus profonde et en voie de dégénérescence cancroïde.

Observation VII. — Acné sébacée partielle. — Période de lésion de sécrétion sur les joues. — Période d'ulcération sur l'aile du nez. — Transformation en cancroïde.

Le nommé Valet (Jean), âgé de 76 ans, ancien homme de peine, vient à la consultation de M. le Dr Besnier, le 29 juillet 1878. L'affection dont le malade est atteint remonte à dix ans environ. Il n'a pas eu d'autre maladie antérieurement. Il est de taille ordinaire et a toujours été maigre. Pas de syphilis.

Le mal siége principalement du côté gauche du visage. Il aurait débuté par plusieurs petits boutons qui ont été soignés avec des pommades et des emplâtres. La peau de la joue gauche présente aux endroits où le mal a débuté, un amincissement caractéristique, une apparence cicatricielle avec un commencement d'ectropion de la paupière inférieure.

Sur l'aile gauche du nez, on voit une croûte brunâtre, épaisse et recouvrant le sillon de l'aile du nez. Cette croûte s'enlève facilement et on découvre une ulcération irrégulière à bords déchiquetés et donnant lieu aussitôt à un suintement ichoreux par places et ailleurs à du sang. On trouve un commencement d'induration à la périphérie. Elle présente les caractères du *noli me tangere*.

Sur la moitié gauche de la lèvre supérieure, on voit de petites croûtes jaunâtres avec une zone inflammatoire autour. Au-dessus du sillon naso-génien gauche, il existe trois ulcérations recouvertes de croûtes sur la pommette du même côté. Sous l'épiderme, il y a une petite tumeur indurée avec une dépression centrale. Elle est recouverte de lamelles épidermiques. Au-dessous du sillon oculo-palpébral inférieur, on trouve de petites nodosités, de petites tumeurs transparentes, semblables au milium, isolées les unes des autres; une d'elles est déjà exulcérée, et après avoir enlevé la croûte, le sang a coulé par gouttes.

Près de l'apophyse externe et temporale, on trouve une plaque de matière sébacée. A la base du sourcil gauche, existe une plaque arrondie, recouverte de croûtes minces jaunâtres avec une zone inflammatoire. Sur la joue droite, il y a également des croûtes d'acné sébacée concrète. On constate en outre une petite tumeur ovalaire, formée par plusieurs grosses perles ayant un aspect moniliforme. Elle est située au-dessous du rebord orbitaire. Quelques petits grains isolés se dirigent vers l'angle externe de l'œil.

Sur le nez, la peau est couverte d'un enduit sébacé, brunâtre. Le sillon naso-génien droit est comblé par de la matière sébacée concrète, et s'enlevant en lamelles. On ne trouve pas d'ulcérations au-dessous.

La face est le siége d'une vascularisatien abondante et superficielle. Etat gras de la peau.

Pas de ganglions sous-maxillaires,

Guérisons partielles et temporaires obtenues avec différents médicaments, puis la maladie reparaît avec une nouvelle vigueur quelque temps après. Jamais de douleurs, mais des démangeaisons.

Le 8. Sous l'influence de lotions topiques, les croûtes se détachent en partie. La partie de la joue qui correspond au maxillaire supérieur gauche est d'apparence cicatricielle, et c'est sur les limites de la peau modifiée que le mal s'est développé, continuant à envahir les tissus sains. L'ulcération de l'aile gauche du nez persiste avec ses caractères. Sur la supérieure, on note une diminution dans la production de matière sébacée concrète. Les ulcérations du sillon naso-génien sont peu étendues, une petite croûte jaunâtre les recouvre.

La tumeur ovalaire, ulcérée, est réduite à un point rouge avec une croûte brunâtre.

Le traitement par le chlorate de potasse paraît avoir diminué l'inflammation cutanée.

Observation VIII. — Acné sébacée partielle. — 2° période de transformation en épithélioma.

Le nommé Coindre (Augustin), âgé de 72 ans, exerçant le métier de charpentier, vient à la consultation de M. Besnier pour se faire soigner une petite plaie du visage, le 5 août 1878.

Sur la joue droite, au-dessous de la pommette, le malade a une croûte de matière sébacée concrète jaune verdâtre, et colorée en brun par places. Elle s'enlève par écailles formées de lamelles épidermiques, et de matière grasse.

Au-dessous de la croûte on trouve une ulcération, peu profonde, saignant facilement.

Les bords ne sont, pour bien dire, pas élevés au-dessus de la peau normale, mais tout autour existe une zone inflammatoire.

La forme de cette ulcération est irrégulière, et sa nature est cancroïdale.

Le malade fixe à six années au moins le début du mal. C'était d'abord une petite tache rouge entre deux peaux, puis un petit bouton est apparu. Lorsqu'il se séchait, il se détachait de la peau de petites peluches, puis le mal reparaissait sur place, et il a grandi insensiblement par suite d'irritations de la part du malade.

Sur les deux joues, on note encore plusieurs petites tumeurs caractérisées par une zone enflammée, avec une croûte au centre. Si l'on enlève cette croûte, qui a le volume d'une tête d'épingle, on découvre une petite ulcération donnant lieu à une sécrétion ichoreuse.

La peau du nez est rouge, très-vasculaire, avec des glandes sébacées très-dilatées par leur produit de sécrétion.

Sur la région temporale droite, existent des plaques de matière sébacée concrète, avec des lames d'épiderme.

Crasses cutanées au cuir chevelu.

La peau des joues et du nez est très-grasse au toucher. Elle est mince, transparente, et présente cet état grenu, jaunâtre qu'on observe dans les régions où les glandes sébacées se montrent par transparence.

Observation IX. — Acné sébacée partielle du nez. — Transformation en cancroïde.

Capitaine (Alexis), 40 ans, cafetier, né à Paris, demeurant rue de la Faisanderie, 74, entré à l'hôpital Saint-Louis le 25 octobre 1876, sorti le 11 avril 1877, salle Saint-Mathie, n° 75.

Pas d'antécédents héréditaires connus. Le malade assure n'avoir jamais eu de chancre. Il paraît d'une forte constitution.

L'affection qu'il a date de douze ans environ (vers 1864). Il aurait eu à cette époque sur l'aile gauche du nez un petit bouton qu'il écorchait de temps en temps. Ce bouton a augmenté très-lentement de volume et il a gagné le dos du nez.

En même temps, au niveau de l'os nasal gauche, la peau devenait rouge, s'amincissait insensiblement et vers 1869 une ulcération se formait en ce point. Plus tard, les deux ulcérations se sont réunies. En 1874, le malade a été traité par un médecin qui a cautérisé l'ulcération au nitrate d'argent pendant quinze jours, un jour entre autres, et aurait fait ensuite des attouchements avec une substance noirâtre tous les deux jours, pendant une semaine. A la suite de ce traitement, il s'est formé une eschare noire, sèche, épaisse, qui est tombée au bout de quinze jours : au-dessous existait une cicatrice blanchâtre, sans rougeur de la peau autour, qui a persisté environ de trois à quatre mois. Les bords, en certains points, restaient saillants et indurés. A l'approche de l'hiver, la cicatrice s'est ulcérée de nouveau.

A l'examen du malade, on constate une ulcération siégeant sur le côté gauche du nez, au-dessus du sillon de l'aile du nez. Cette ulcération est arrondie, élevée au-dessus de la peau et limitée par des bords épais, blanchâtres, indurés. Le fond de la plaie présente des points mamelonnés et une croûte noirâtre d'où s'échappe du sang à la pression. Pas d'adhérences avec les parties profondes sur l'aile du nez. Au siége primitif du mal existe une petite ulcération, couverte d'une pellicule formée en grande partie par du sang.

Entre ces deux ulcérations, on constate un tissu cicatriciel déprimé et s'étendant transversalement sur le nez jusque sur le côté droit.

A l'extrémité libre commence à se développer une petite ulcération.

Une zone inflammatoire limite ces diverses ulcérations et les parties cicatricielles.

Pas d'adénite cervicale. Pas de douleurs. Le malade a des varices aux deux jambes depuis vingt-cinq ans.

Glandes sous-maxillaires un peu développées, mais sans induration, mobiles. Chlorate de potasse sur la plaie, 4 gr. p. 0/0.

3 novembre. Le bourrelet est très-induré, avec varicosités autour. Pas de douleur.

Le 8. Il y a une tendance manifeste à la cicatrisation, mais le bourrelet induré ne se modifie pas. Même traitement que plus haut.

Le 17. Une partie du bourrelet correspondant au dos du nez paraît se ramollir et diminuer de volume.

La portion indurée correspondant à la partie droite du nez qui était indolore est très-sensible au moindre contact. Même traitement.

1er décembre. L'ulcération qui existait au centre de la grande plaie est cicatrisée. Près de la ligne médiane, sur le bourrelet, existe une petite exulcération qui ne se cicatrise pas.

L'ulcération de l'aile du nez ne s'est jamais cicatrisée.

Le 10. On pratique le raclage de l'ulcération qui ne se modifiait pas sous l'influence du chlorate de potasse.

Les tissus s'enlèvent très-difficilement; ils crient sous le tranchant de la raclette et saignent abondammeut.

Ils ne paraissent pas avoir été enlevés en entier par suite de leur résistance.

Le 15. Suppuration de la plaie. En bonne voie.

Le 30. Les bords sont affaissés, moins indurés. Cicatrisation avancée des bords.

16 janvier. La cicatrisation semble assez solide, mais à l'aile gauche du nez, il y a encore un point légérement exulcéré, avec un bord un peu ulcéré, jaunâtre, un peu hyperémié. La peau du nez qui entoure la cicatrice est rouge, parcourue par un réseau vasculaire qui se retrouve même sur certains points de la cicatrice. Sur les mêmes points, les orifices des glandes ulcérées sont ouverts et remplis par des produits de sécrétion concrétés. La peau du nez tache très-nettement un papier non collé.

11 avril. Sorti en voie d'amélioration.

OBSERVATION X. — Acné sébacée partielle du nez. — Période de transformation en cancroïde.

Le nommé Lemoinne, âgé de 63 ans, professeur, vient à l'hôpital Saint-Louis, le 1er novembre 1878, pour se faire traiter d'une éruption ancienne siégeant sur le nez.

Il n'a jamais eu d'éruption d'acné dans sa jeunesse. Il est de constitution moyenne et a toujours été maigre.

Le mal a débuté, il y a deux ans environ, sur le côté gauche du lobule du nez.

C'était un petit point rouge qui était recouvert d'une croutelle jaunâtre. Celle-ci tombée, on ne trouvait pas de plaie au-dessous; mais il y avait une surface blanchâtre, sur laquelle se formaient de petites pellicules qui desquamaient et la croûte jaune se reformait ensuite.

Le bouton a augmenté insensiblement en surface. Lorsqu'une croûte devait se former, les parties blanchâtres rougissaient et, au bout de quelques jours, la croûte existait. Qulquefois il y avait du pus au-dessous.

Etat actuel. — Sur le côté gauche du lobule du nez, on voit une plaque arrondie d'une dimension moindre qu'une pièce de cinquante centimes. Elle est recouverte d'une croûte jaunâtre présentant à sa face profonde de petits prolongements blanchâtres, elle est grave et molle au toucher.

La partie centrale n'est pas ulcérée ; elle a une coloration blanchâtre, cicatricielle, et donne lieu à une desquamation en lamelles. Elle est entourée par une ulcération en cercle, et c'est en ce point que la croûte est plus épaisse.

De l'ulcération s'écoule un liquide ichoreux et on voit au fond de la plaie des points rouges sanguinolents.

Un liseré blanchâtre limite le mal et a une forme annulaire. Au-delà, des petites veines rampent sous la peau.

Le cercle blanc, l'ourlet pour ainsi dire, est refoulé à mesure que la petite ulcération envahit les limites du mal.

Légère induration des tissus malades.

La peau du nez et des joues est très-grasse.

Les follicules sébacés sont dilatés et remplis de matière grasse, qui fait saillie au niveau des orifices.

Etat variqueux de la peau des joues. — Depuis quelque temps le malade éprouve des demangeaisons, des picotements au lobule du nez.

Observation XI. — Acné sébacée partielle de l'aile droite du nez. Période de transformation en cancroïde.

Le nommé Chapel (James), 42 ans, domestique, vient à la consultation de M. le Dr Lailler, le 21 avril 1878 pour se faire soigner d'une affection du nez.

Le malade est bien constitué et a toujours joui d'une bonne santé. Depuis trois ans, il a remarqué que ses forces diminuaient; il a cessé de boire ; mais, avant cette époque, il faisait quelques excès de boisson.

Il a remarqué alors pour la première fois sur l'aile droite du nez un petit bouton qu'il a soigné avec des pommades, et, en même temps apparaissaient sur son nez de petits points noirs qui sont les orifices des glandes sébacées, dilatées par la matière sécrétée. Le bouton étant excorié saignait et se recouvrait d'une croûte brunâtre ; il n'avait pas de tendance à la guérison.

Insensiblement le mal a augmenté.

Il y a un an, le Dr Worms l'a cautérisé. Depuis, plusieurs traitements ont été essayés en vain.

21 avril. — *Etat actuel:*

Ulcération superficiel, occupant l'aile droite du nez, à bords peu élevés, dépression au centre et induration des tissus sous-jacents.

L'ulcération saigne facilement, elle est couvertes de croûtes brunes mélangées de sang.

L'étendue du mal correspond à une pièce de cinquante centimes. Sur les limites du mal et principalement en haut, existent des croûtes grisâtres formées de lamelles épidermiques et de matière sébacée.

Les glandes sébacées du nez sont augmentées de volume, hypertrophiées et remplies de matière sébacée.

Sur le dos du nez existent des plaques grisâtres, minces encore, dues à la matière sébacée concrète.

Etat gras de la peau sur ce nez et aux joues.

Vascularisation de la peau du nez.

Rien sur les joues. le front et les oreilles. Rien sur le corps.

Pas de ganglions sous-maxillaires.

Tel était l'état du malade lorsqu'il a été traité par le chlorate de potasse, intus et extra.

L'amélioration a été manifeste.

Les grosses croûtes étant tombées, on constatait au lieu d'une ulcération unique, plusieurs petites ulcérations à fond rougeâtre, recouvertes de croûtes jaune foncé, colorées un peu par le sang.

Entre ces ulcérations, la peau de l'aile du nez était au même niveau que la peau saine, mais elle avait une coloration blanchâtre cicatricielle,

Etat gras de la région.

7 août 1878. Le malade entra dans le service de M. Lailler, une nouvelle poussée a eu lieu et le mal est revenu. Au niveau de l'aile droite du nez, on voit de petits boutons recouverts de croûtes jaunâtres au-dessous desquelles la peau est ulcérée. Si on les enlève, il s'écoule du sang et un liquide.

Le nez est rouge. Quelques points d'acné isolés.

Les glandes sébacées sont dilatées par la matière sébacée accumulée dans leur conduit sécréteur.

Etat gras du nez et des joues.

Rougeur vasculaire.

Observation XII. — Acné sébacée partielle. — Période d'ulcération et tendance à la transformation épithéliomateuse. — Pièce nº 545 du Musée d'anatomie pathologique.

Vioint (Léontine), âgée de 23 ans, domestique, se présente le 26 août 1878, à la consultation de M. Dr Lailler. Le malade a un tempérament scrofuleux. Sur la joue gauche, au-dessous de la paupière inférieure, entre les sillons nasopalpébral et nasogénien existe une petite tumeur violacée, aplatie, légèrement élevée par ses bords au-dessus de la peau et recouverte de lamelles épidermiques qu'on enlève avec l'ongle. Au-dessus de ces lamelles blanc jaunâtre, on trouve de petites fissures de la peau qui donnent lieu à un suintement ichoreux.

Les bords sont indurés et formés par de petites tumeurs moniliformes. Elles sont grosses comme des petits grains de chènevis et réunies les unes aux autres comme les grains de chapelet. Elles sont arrondies, blanchâtres et situées au-dessous de l'épiderme. Leur aspect est celui des tumeurs nommées milésime par Hebra.

Cette tumeur principale adhère à la peau et prise entre les doigts donne la sensation de résistance et d'induration, sur le bord principalement.

Elle a débuté, il y a six mois, dit le malade, à la suite d'un érisypèle.

C'était d'abord un petit bouton rouge, aplati, qui se recouvrait d'une croûte, et, plus il démangeait, plus le malade se grattait. Il s'est creusé peu à peu au centre, saignait facilement et s'est étendu en prenant une forme circulaire.

Sur la paupière inférieure droite et sur la joue gauche, on remarque des orifices des glandes sébacées dilatées par de la matière sébacée qui se montre sous forme de points noirs assez volumineux. Acne punctata.

On trouve également, isolées sur la première, de petites tumeurs ressemblant à du milium.

Peau grasse, pas de douleurs, mais quelques picotements.

Traitement. — Chlorate de potasse.

La malade entre dans le service de M. Lailler pour un érysipèle de la face sans gravité.

10 mai. A sa sortie, on ne trouva pas de modification de la tumeur.

23 octobre. La malade revient dans le service, salle Sainte-Foy, parce que son mal empirait.

La tumeur principale de la joue gauche a doublé d'étendue, elle est large comme une pièce de cinquante centimes. Elle présente toujours un bord saillant, induré, formé par de petites tumeurs d'aspect moniliforme. Le fond est recouvert par une peau amincie se laissant plisser.

Près des bords, il y a trois ulcérations ; la principale correspond au sillon de l'aile du nez.

Elle est profonde, saigne facilement, et se recouvre d'une croûte brunâtre.

A côté de cette tumeur dont la nature est cancroïdale, on trouve sur la joue une petite tumeur dont les bords sont à peine élevés au-dessus de la peau, avec une dépression au centre. Ses bords sont rouges et indurés. Une croutelle recouvre le centre, si on l'enlève, on trouve une excavation légèrement ulcérée. Si on prend cette petite tumeur entre les doigts, on la trouve arrondie, dure et comparable à une petite lentille. La malade a remarqué ce dernier bouton depuis trois mois avant son érysipèle. Sur la paupière inférieure droite, près de l'angle externe de l'œil existe une petite tumeur analogue.

Ses bords sont moins durs et moins saillants, mais on note une zone enflammée plus étendue, et l'excavation centrale est plus profonde avec une surface ulcérée également plus large.

Sur les deux paupières et principalement la paupière inférieure, on note une infinité de petites tumeurs, comparables à du milium, mais avec une coloration plus foncée et leur nombre a augmenté depuis le premier examen.

Observation XIII. — Acné sébacée partielle. — Cancroïde. — Pièce n° 375. (Collection particulière du Dr Péan).

Coché, 40 ans, serrurier, entre le 13 juillet 1878, dans le service du Dr Péan. Le malade porte sous la paupière inférieure gauche, au niveau de la branche montante du maxillaire supérieur, une tumeur ulcérée de forme oblongue, de consistance cartilagineuse sur les bords et de nature cancroïdale.

Le début du mal remonte à huit ans ; c'était un petit bouton aplati comme une lentille que le malade grattait et souvent même écorchait. Dans ce cas il se formait une croûte. Pendant cinq ans il n'a pas fait de traitement. Une légère desquamation se produisait au-dessus du mal. C'était, au dire du malade, une sorte de feuilleté.

Voyant que son affection persistait, il consulta un médecin de Nancy qui le traita avec l'iodure de potassium et lui fit des cautérisations. Le mal augmenta : Après chaque cautérisation, c'étaient comme de petites brûlures qni se formaient et augmentaient la surface malade.

Plusieurs traitements énergiques furent essayés sans pouvoir arrêter le progrès du mal qui augmentait peu à peu en surface. Actuellement, il mesure 3 centimètres en hauteur sur 15 millimètres de large.

Les bords sont arrondis, élevés au-dessus de la peau saine, et indurés. On y trouve de petits corps comparables à du milium faisant légèrement saillie.

Plusieurs de ces petits corps sont réunis les uns à côté des autres et ont un aspect moniliforme, d'autres sont isolés.

Le fond de la tumeur se divise en deux parties :

La partie la plus rapprochée de l'angle de l'œil est recouverte d'une croûte brunâtre ; au-dessous existe l'ulcère caucroïdal. Elle est séparée de la partie inférieure par une petite saillie, et l'ulcère est en tous points circonscrit par un bourrelet circulaire, d'apparence cicatricielle et desquamant en écailles blanchâtres. C'est par là que le mal a débuté augmentant sans cesse en surface et se rapprochant du grand angle de l'œil. Ce sont, d'après le malade, les petites tumeurs qu'on observe sur le bourrelet qui s'ulcéraient et se confondaient avecle fond, tandis qu'un nouvel ourlet apparaissait sur les limites du mal.

Quelques-uns de ces petits corps isolés s'observent au bas de la tumeur et sont en voie d'ulcération. Une petite croûte jaunâtre recouvre la partie centrale excoriée.

Un liseré inflammatoire existe à la périphérie.

Les orifices des glandes sébacées de la joue et du nez sont remplis de matière concrète, et la peau de la région présente un état gras.

M. le Dr Péan enlève largement la tumeur et fait une autoplastie.

Le malade sort guéri.

OBSERVATION XIV. — **Acné sébacée partielle. — Période de transformation en cancroïde. — Pièce n° 359, de la collection particulière du Dr Péan.**

Le 11 mars 1878, le nommé Boutellier (François), âgé de 74 ans, cultivateur, entre dans le service de M. le Dr Péan. Le malade a toujours vécu à la campagne et n'a jamais fait de maladies. L'affection pour laquelle il vient à l'hôpital a débuté il y a deux ans, sur la joue droite. C'était un petit bouton qu'il écorchait souvent et qui chaque fois se recouvrait d'une croûte. Plus tard uue ulcération s'est formée. A mesure qu'elle se cicatrisait en un point, juste à côté se développait une autre ulcération.

Etat actuel. — Sur la joue droite, entre le dernier point orbitaire inférieur et le sillon naso-génien existe une tumeur aplatie de forme ovalaire et s'élevant au-dessus de la peau saine. Elle a une teinte violacée qui s'étend au delà des limites appréciables du mal.

Le fond de cette tumeur est déprimé et divisé en deux parties :

La moitié supérieure est recouverte d'une croûte brunâtre, audessous de laquelle existe une ulcération creusée en cupule, limitée par un bord élevé, dur et taillé à pic.

De la surface ulcérée s'écoule un liquide ichoreux et des gouttes de sang auquel est due la coloration de la croûte, autrefois jaunâtre. A ces caractères, on reconnaît un ulcère cancroïdal.

La moitié inférieure de la tumeur est déprimée et formée par une peau amincie, vasculaire, d'apparence cicatricielle et se plissant entre les doigts. C'est là le point de départ du mal qui peu à peu s'est développé, aprés avoir produit une sorte d'usure de la peau.

Sur les limites du mal existe un ourlet saillant et dur sur lequel on remarque de petites saillies isolées, ou réunies les unes aux autres. Ces corps sont transparents, opalins, sous-épidermiques, comparables peut-être au milium.

Plusieurs de ces petits corps s'observent au niveau du rebord orbitaire ; près de la partie inférieure de la tumeur, on en trouve également deux. Ils sont entourés de peau saine et superficielle. Ceux du repli palpébral sont recouverts de croûtes jaunâtres. Un seul est recouvert d'une croûte jaune brunâtre et au-dessous la peau est exulcérée.

Au voisinage de la tumeur, on trouve un état gras de la peau avec des orifices des glandes sébacées plus dilatés qu'à l'état normal. L'épiderme est soulevé et desquame en lamelles.

Sur le nez, la peau est très-vasculaire, elle présente une teinte rosée. Les glandes sébacées sécrètent en abondance de la matière sébacée qui se concrète et produit un état rugueux caractéristique.

Ces plaques de matière sébacée concrète sont plus ou moins larges et mélangées d'écailles épidermiques. Elles recouvrent presque toute la surface du nez qui est grisâtre, inégale, et comme crasseuse.

Sur la joue droite, au-dessus du sillon naso-labial, il y a une surface desquamante, au milieu de laquelle on trouve des orifices des glandes sébacées.

La peau est très-vasculaire et grasse.

Au niveau du rebord palpébral, sur la paupière inférieure, on trouve une petite tumeur recouverte d'une croûte jaunâtre.

Pas d'adénite sous-maxillaire.

Le malade assure que les crasses du visage existaient avant l'apparition de la tumeur.

Au dos, on trouve quelques croûtes noirâtres dues à la matière sébacée accumulée dans un conduit de glande sébacée et quatre tannes volumineuses.

Observation XV. — Acné sébacée partielle. — Cancroïdes multiples de la joue gauche. — Pièce n° 378, de la collection particulière du Dr Péan.

Mayer (Antoine), âgé de 78 ans, homme de peine, entre le 22 juillet 1878 à l'hôpital Saint-Louis, dans le service de M. le Dr Péan.

Le malade porte sur le bord du maxillaire inférieur, près de l'angle de la mâchoire, une tumeur allongée, parallèle à ce bord, et recouverte d'une croûte brunâtre, se reproduisant aussitôt qu'elle tombe ou qu'elle est arrachée. Au-dessous ulcération qui saigne facilement. Elle est bourgeonnante, et sur les bords on retrouve un ourlet très-net.

Début il y a deux ans environ, mais depuis dix ans environ le malade ne se rasait plus, de sorte qu'on ne peut invoquer une irritation par le rasoir.

Au niveau de la branche montante du maxillaire supérieur gauche existe une autre tumeur de même nature. Elle s'est formée depuis quelques mois, sans cause appréciable; c'était au début un petit bouton qui n'aurait jamais saigné. Elle est recouverte par des croûtes grasses mélangées de débris quelconques qui ressemblent à une petite corne.

Au-dessous, on trouve une ulcération profonde, déchiquetée, et d'où s'écoule du sang et un liquide ichoreux.

Les bords sont élevés, de consistance chondroïde.

La peau du visage est le siége d'une vascularisation très-abondante, principalement au voisinage des deux tumeurs, sur le nez et aux pommettes.

Le tégument est aminci, et par transparence on voit une infinité de points jaunâtres qu'on serait porté à considérer comme le cul-de-sac des glandes sébacées. Les orifices de ces glandes sont remplis de matière sébacée. Autour des deux tumeurs le papier est taché de graisse.

Sur le nez, plaque de matière sébacée sous forme de crasse, aux tempes on trouve également des crasses cutanées.

Pas de ganglions.

Observation XVI. — **Acné sébacée partielle de la joue droite. — Période d'ulcération et de transformation en épithélioma.**

(La première partie de cette observation a été recueillie par M. Hervouet, interne des hôpitaux).

Le nommé Chauffert (Léon), âgé de 39 ans, entre le 29 avril 1876, dans le service de M. le Dr Lailler, à l'hôpital Saint-Louis.

Il a toujours eu une bonne santé. Son métier de laveur de cendres l'expose à des poussières irritantes.

La partie supérieure du menton et du cou est occupée par des cicatrices de brûlures.

Sur la peau du visage on trouve de petites dépressions blanchâtres qui sont des cicatrices de variole.

Il y a environ trois ans, le mal a débuté par un petit bouton sur la joue droite. Au bout de cinq à six mois, après la chute successive de plusieurs croûtes, le mal a paru cicatrisé, mais la cicatrice était un peu allongée et comme si (suivant l'expression du malade) *elle avait glissé un peu en bas.*

Pendant plusieurs mois la guérison a semblé définitive, il y avait seulement quelques fissures sur la cicatrice. Au bout de ces quelques mois, nouveau bouton à l'extrémité inférieure de la cicatrice. Ce bouton s'ulcérait continuellement par l'arrachement des croûtes mais il était toujours incolore.

Il y a environ un an, le malade a consulté M. Cruveilhier, à l'hôpital Saint-Louis, qui a prescrit le glycérolé d'amidon.

Quinze jours après, on lui faisait des badigeonnages avec la teinture d'iode.

Au mois de janvier dernier, un médecin de la ville lui a conseillé l'huile de cade. Le tout est demeuré sans succès.

Aggravation par extension de l'ulcération, des deux derniers mois, et formation nouvelle de croûtes sur l'ancienne cicatrice.

29 avril. Les croûtes étant tombées par l'application d'un cataplasme, on voit une ulcération peu profonde, mais intéressant en partie l'épaisseur de la peau (pommette droite). Elle est de la largeur d'un pois, le fond est atone et les bords un peu indurés.

2 mai. Nitrate, acide de mercure.

Le 6. On enlève avec une pince la croûte fermée par l'eschare. Pâte de Canquoin.

Le 7. Au-dessous du point où on a fait l'application du caustique il a pour ainsi dire fusé et détruit superficiellement la peau sur une étendue de la largeur de l'ongle du pouce.

Le 10. L'eschare noircit. Etendue de la plaie: en largeur, 3 cent. 1[2 ; en hauteur, 3 cent. 3 millim.

Le 15. L'eschare est tombée. Plaie d'un très-bon aspect, bourgeonnante, peu profonde, à bords nets et réguliers.

1er juin. La cicatrisation se fait bien et régulièrement, sauf vers l'angle interne et supérieur de la plaie où il y a un petit point toujours en retard.

Le 3. La cicatrice continue de s'achever. Le malade sort de l'hôpital.

Deuxième partie. — Le malade revient le 10 avril 1878, à la consultation de M. le Dr Lailler, toujours pour sa plaie au visage.

Un mois environ après sa sortie, le 3 juin 1876, l'ulcération se serait reproduite, et en novembre de la même année, après un attouchement avec le chlorure de zinc, il aurait eu une amélioration temporaire.

Actuellement, il a sur la joue droite, au-dessous du trou sous-orbitraire, une ulcération ovalaire à grand axe dirigé parallèlement au pli naso-labial.

Les bords de cette ulcération sont indurés, taillés à pic. Le fond est déprimé, irrégulier, et saigne matin et soir quand on lave la plaie. Une croûte jaune, brunâtre, recouvre le tout.

Cet état persiste depuis quatre à cinq mois.

Le malade éprouve quelques démangeaisons. Etat gras de la peau. Application de chlorate de potasse.

20 mai. L'ulcération est complètement cicatrisée. Le tissu cicatriciel est au même niveau que la peau. Sur les limites on voit de petites saillies arrondies, séparées les unes des autres et comparables à des grains de semoule ou à du milium. Si on enlève les petites lamelles qui les recouvrent, on trouve au-dessous une dépression centrale avec commencement d'exulcération.

Le mal a de la tendance à remonter vers l'œil. Malgré la guérison en profondeur, l'affection paraît s'étendre par poussées successives, qui débutent par ces petites tumeurs des bords.

Pas de ganglions sous-maxillaires.

Observation XVII. — Acné sébacée partielle cicatrisée. — Récidive sur les limites de la cicatrice. — Cancroide.

Proffit (Firmin), 48 ans, vient à l'hôpital Saint-Louis, le 15 octobre 1878, à la consultation de M. le Dr Lailler.

Le malade a une bonne constitution. Il porte sur le visage, de nombreuses cicatrices de variole, contractée à l'âge de 3 ans.

Sur la joue droite : au dessous du dernier pli de la paupière inférieure et s'étendant jusqu'au pli de l'aile du nez, existe une large plaque déprimée, de forme quadrilatére, d'apparence cicatricielle, se laissant plisser facilement entre les doigts et due à un amincissement considérable de la peau qui a conservé néanmoins ses hachures normales. Cette cicatrice est blanche, sans desquamation, et la peau saine, qui est plus élevée, forme autour un bourrelet limitant très-net.

A l'angle inférieur et interne, près du pli de l'aile du nez, la peau saine est envahie par une petite tumeur arrondie, dont les bords sont arrondis. Une petite excavation en cupule existe au centre. L'ulcération est nette, saigne facilement, est recouverte de croûtes sanguinolentes. En un mot, on retrouve là tous les caractères du cancroïde.

Le début du mal remonte à huit ans, par un petit bouton démangeant, recouvert d'une croûte jaunâtre que le malade enlevait.

Le mal se guérissait en un point, mais il se formait aussitôt un autre bouton à côté présentant les mêmes caractères et évoluant de même, et c'est ainsi que la région qui était le siége de ces boutons, prenait, à mesure que le mal progressait, l'apparence cicatricielle qui caractérise la période de cicatrisation de l'acné atrophique.

Quant au bouton actuel, il date de deux ans ; il s'est formé comme les autres, mais tandis que ceux-ci se sont guéris au bout de quelques mois, celui-là persiste depuis deux ans et a été soigné, entre autres médicaments, par du phénol.

Dans ce cas, au lieu que la croûte soit jaunâtre, est rouge brun, épaisse au centre, induration autour de l'ulcération et autour du siége du mal.

Vascularisation du nez et glandes un peu dilatées. Peau grasse autour. Pas d'adénite.

15 octobre. Traitement. Chlorate de potasse.

Observation XVIII. — **Acné sébacée partielle cicatrisée. — Récidive sur les limites de la cicatrice. — Cancroïde.**

Le nommé Poireau (Joseph), âgé de 56 ans, entre dans le service de M. le Dr Péan, le 17 juillet 1878. Il est atteint d'un cancroïde de l'aile du nez et de la lèvre supérieure du côté gauche.

Le début du mal remonte à dix ans. Ce n'était d'abord qu'un petit bouton situé sur le milieu de la lèvre supérieure du côté gauche. Ce bouton était couvert de croûtes jaunâtres, qui tombaient d'elles-mêmes, ou que le malade arrachait fréquemment. Au-dessous, existait une petite ulcération qui saignait quelquefois, et se guérissait localement pour reparaître à côté, sans jamais disparaître, malgré les traitements divers.

Le mal avait une tendance à gagner insensiblement la partie postérieure de l'orifice externe de la narine gauche et les parties primitivement envahies se guérissaient à mesure.

Etat actuel. — Au niveau du sillon nasal gauche et de l'orifice du nez, existe une croûte brunâtre, qui pénètre dans la narine. Sur la lèvre, on trouve une plaque blanchâtre, de la largeur d'une pièce de 50 cent. C'est là que siégeait le mal au début. La peau est très-amincie, plissée et limitée par de la peau saine, qui forme bourrelet. L'apparence de cette région est celle d'une plaque d'acné atrophique guérie, sauf au niveau de l'orifice du nez.

Sous la croûte, existe une ulcération pénétrant dans la narine et ayant détruit la partie postérieure de l'aile du nez jusqu'au sillon. Les bords sont nettement coupés. Le fond de l'ulcère est rouge, saignant, et donne une sécrétion ichoreuse, d'où résulte une croûte brunâtre. La peau est rouge autour, avec un degré très-marqué de rétraction, tant de l'aile du nez que de la lèvre supérieure, vers la partie ulcérée.

La nature cancroïdale de l'ulcère est très-manifeste. Il n'existe pas de ganglions sous-maxillaires.

L'envahissement du nez remonte à un an, et depuis six mois le mal fait de rapides progrès, dès qu'il attteint la muqueuse nasale.

Vascularisation au niveau de la joue et du nez.

Follicules sébacés dilatés. Etat gras de la peau.

SIÉGE ET NATURE.

L'acné sébacée partielle est une maladie de l'âge adulte et surtout de la vieillesse.

Le visage est son siége de prédilection ; on l'observe en effet sur le nez, les pommettes, quelquefois les oreilles et le front. Ordinairement, il n'y a qu'une plaque unique ; chez les vieillards, il n'est pas rare d'en rencontrer plusieurs, disséminées sur le visage, et offrant des phases différentes de l'affection. Ce fait a une grande importance, au point de vue des épithéliomas disséminés. Ces cas doivent être rattachés, pour la plupart, à l'acné sébacée partielle, dont plusieurs plaques ont subi une transformation cancroïdale.

L'étiologie de l'acné est encore très-obscure. On a mis en

cause le lymphatisme et les excès alcooliques ; les personnes qui auraient eu la variole seraient également prédisposées à l'acné.

Parmi les causes locales, les auteurs ont signalé l'influence des professions et surtout celles qui exposent aux froids et aux poussières irritantes.

L'intensité du mal est très-variable. Chez certains malades, l'affection est limitée à une squame, la lésion de sécrétion peu marquée, et la durée du mal d'une extrême longueur. Chez d'autres, au contraire, l'hypersécrétion est très-abondante et la marche plus aiguë. En règle générale, on peut dire que, plus l'inflammation est vive, plus la maladie s'étend rapidement ; plus le sujet est avancé en âge, plus l'affection marche avec lenteur. Quelle que soit la nature de l'acné, il reste encore un problème important à résoudre.

Lorsque l'acné sébacée partielle s'est changée en une surface ulcérée qui s'étend de proche en proche sans se cicatriser, en un mot, quand on est dans cette période intermédiaire où l'affection est plus qu'une acné sébacée et pas encore le cancroïde franc, quels phénomènes morbides se passe-t-il ?

Se fait-il « in situ » un changement de nature de la maladie ? Est-ce une transformation de tissus ou la complication d'une affection plus grave de cet organe ?

Au point de vue clinique, il importe de signaler que lorsque l'acné est devenue cancroïde, l'affection acnéique est le fait initial, les productions épithéliomateuses un fait secondaire. Il y a d'abord simple hypertrophie du follicule sébacé, puis distension des parois par l'accumulation de cellules épithéliales, enfin rupture des follicules et envahissement des tissus voisins, dans lesquels on voit des prolongements épithéliaux.

Du côté de la surface libre de la peau, l'ulcération s'établit.

Tel paraît être, dans tous les cas, le processus anatomique de cette lésion. On trouvera à l'observation I le résumé histologique d'une tumeur cancroïdale, d'origine sébacée, qui établit nettement cette marche.

Dans les traités d'histologie, on signale bien que le cancroïde peut se développer dans les glandes sébacées; mais nulle part on ne trouve décrite la série de lésions glandulaires qui président au développement des épithéliomas aux dépens des glandes sébacées.

DIAGNOSTIC.

Le diagnostic de l'acné sébacée partielle est de la plus haute importance, si l'on songe qu'une erreur trop longtemps prolongée peut conduire à une affection incurable.

Si un malade se présente, portant au visage une croûte grasse qui, en tombant, laisse à découvert une surface d'un rose pâle, luisante et huileuse, si elle se reforme plus ou moins rapidement, en présentant les mêmes caractères, on devra reconnaître l'existence de l'acné sébacée partielle. Mais très-souvent l'acné a été dénaturée par l'emploi de topiques plus ou moins actifs, et l'affection présente une physionomie anormale. Dans ces cas, il faut rechercher sur les limites du mal les traces de l'éruption sébacée.

Les incrustations qui recouvrent des plaques d'impétigo pourraient, après un examen superficiel, être prises pour des croûtes d'acné; mais les croûtes impétigineuses sont épaisses, inégales, rocheuses, mamelonnées, et semblables à de petites masses de miel. La marche rapide, les phénomènes de cuisson et de chaleur, rendront le diagnostic facile.

On ne confondra pas l'acné avec le lupus, lorsque celui-ci aura déjà exercé ses ravages. De plus, cette affection débute en général dans l'enfance ou pendant la première jeunesse. On n'y trouve pas les orifices sébacés dilatés par la matière concrète, pas de zone inflammatoire ; mais on observe des tubercules d'une teinte rosée, aplatis, qui sont les premiers éléments de la maladie.

Il existe une variété curieuse de lupus, qui ne se développe que dans le milieu de la vie, et dont le diagnostic avec l'acné sébacée doit être établi. Il s'agit du lupus acnéique.

Cette maladie se montre surtout au visage; sur le nez et les joues ; elle débute par de petites plaques rouges, se recouvrant de petites écailles blanches, à reflet opaque, à forme presque pulvérulente, adhérentes entre elles, de manière à former une couche assez semblable à de la craie. Cette matière crétacée est un produit d'excrétion modifié des glandes sébacées, qui sont dilatées anormalement. La circonférence des plaques est rouge, saillante, et augmente insensiblement. La guérison de cette maladie peut se faire sans qu'il y ait ulcération par cicatrisation, c'est-à-dire qu'il se produit un amincissement graduel de la peau, une usure caractéristique.

Dans quelques circonstances, il s'établit une ulcération des plaques et, comme l'a indiqué M. Lailler, la lésion prend un caractère semblable à celui du cancroïde. C'est cette forme de lupus que subirait la transformation en épithélium. Mais, à cette période, le diagnostic avec l'acné sébacée partielle n'est plus à faire. Les signes que je viens de donner du lupus acnéique au début pourront être retrouvés à côté de ce cancroïde secondaire, et permettront d'établir le diagnostic de l'affection primitive.

Faut-il parler des syphilides? En effet, les ulcérations syphilitiques, tuberculo-ulcéreuses, se développent au visage à la même époque de la vie ; mais elles ont des caractères spéciaux qui permettent de les reconnaître. Leur évolution est rapide. Les bords de l'ulcère syphilitique sont taillés à pic. Le fond présente une teinte grisâtre, humide, donnant issue à un pus verdâtre, épais, se concrétant facilement, et formant d'épaisses croûtes brunes, à reflets verdâtres.

La forme générale de ces ulcérations est en anneaux ou en demi-cercle. S'il restait quelques doutes sur la nature de l'affection, après la recherche de ces caractères spéciaux, l'étude des antécédents et le traitement antisyphilitique mettraient infailliblement sur la voie du diagnostic.

On ne trouve de différence entre l'acné sébacée partielle et le « noli me tangere » qu'au début. Cette dernière affection a une origine multiple : elle commence quelquefois par un petit bouton, autour duquel s'établit une vascularisation sous-épidermique ; d'autres fois, on voit une infinité de petits boutons qui, d'abord distincts, finissent par se confondre en un seul ; plus rarement, une verrue ou une substance cornée indolente constitue l'origine de l'espèce d'ulcère dont il s'agit. Un dernier mode de développement est celui dans lequel un bouton fendillé et sécrétant un liquide ichoreux par ses gerçures, se recouvre d'une croûte qui tombe par intervalles, et laisse voir une érosion de très-petite étendue. Quelle que soit son origine, le « noli me tangere » reste à l'état de torpeur plusieurs années, et même toute la vie. S'il vient à être irrité soit sans causes connues, soit par des caustiques appliqués inconsidérément, il s'établit une ulcération qui est absolument semblable à celle de l'acné sébacée partielle, et qui se comporte de même.

Mais là ne s'arrêtent pas les points communs. Ces deux affections se développent souvent chez les personnes âgées. Elles ont une marche lente et ne progressent qu'à mesure qu'on les irrite. Elles siégent au visage, sur le nez et les joues. Evidemment, l'acné sébacée partielle fait partie de la période d'ulcération et mérite au premier chef la dénomination de « noli me tangere, » et les deux affections se confondent.

Quant au début, il est probable que, sauf les cas où il s'agissait d'une corne ou d'une verrue, les boutons dont parlent les auteurs de la première moitié du siècle, devaient être de l'acné sébacée partielle.

S'il en est ainsi, l'acné sébacée partielle est une des formes de début du « noli me tangere. »

PRONOSTIC.

L'acné sébacée partielle n'est pas au début une maladie grave. Mais, en raison de son siége, de sa tenacité, elle devient une affection fâcheuse; elle est pour le malade une cause d'ennui, souvent même de crainte exagérée. Ce sentiment, partagé par le médecin, a pu, dans certains cas, provoquer l'emploi de médicaments irritants qui ont eu pour effet d'aggraver le mal.

Arrivée à la période d'ulcération, le pronostic devient grave, et plus l'ulcération se rapprochera des caractères du cancroïde, plus on devra redouter une marche rapidement envahissante.

La guérison peut s'obtenir encore à cette époque, mais on doit redouter pour le malade l'apparition d'une nouvelle plaque d'acné sur un autre point du visage, ou la formation d'une nouvelle ulcération sur les limites de la cicatrice et de la peau saine.

TRAITEMENT.

Le traitement de l'acné sébacée partielle, au début, est assez simple. Il consiste à faire tomber les croûtes et à modifier l'hypersécrétion de nature sébacée. On y réussira par l'emploi de simples topiques, et des lotions émollientes répétées matin et soir.

Quand la maladie est convertie en surface exulcérée, il devient plus difficile. Beaucoup de moyens ont été employés sans succès. Il faut surtout se rappeler que l'emploi d'un médicament irritant peut être la cause occasionnelle de la transformation en épithélioma.

On obtient quelquefois une modification heureuse du mal et même la cicatrisation, en employant le chlorate de potasse. L'observation 1 en est un exemple.

Le meilleur mode d'emploi du médicament est le suivant : solution très-concentrée de sel potassique, en applications permanentes à l'aide de compresses ou d'un gâteau de charpie. A l'intérieur, 3 ou 4 grammes de chlorate en potion pris au moment du repas.

Cette médication s'applique également à l'acné sébacée ulcérée devenue cancroïde. Mais on n'obtient d'heureux résultats qu'au bout d'un temps très-long. Il faut donc pour cela avoir affaire à des cancroïdes à marche lente et pour mieux dire stationnaire.

Si le traitement médical échoue, ou que la maladie fasse des progrès rapides, il faut avoir recours au traitement chirurgical.

Ce traitement peut se faire de deux manières : par les caustiques et par exérèse.

L'emploi des caustiques est très-ancien, et a donné des résultats bien différents. Si l'emploi du caustique a été fait au début du mal, et s'il a été appliqué surtout de manière à détruire la peau dans toute son épaisseur, on peut réussir, et il n'y a d'autre inconvénient que d'acheter la guérison du mal par une cicatrice indélébile.

Mais, bien des fois l'action des substances escharotiques est incertaine, et l'agent chimique qui se combine lentement ne fait souvent qu'irriter le mal, et provoquer sa marche rapide. En admettant qu'on détruise le mal à la suite d'une première application, on doit craindre de ne pouvoir modérer l'action du caustique lorsque la lésion occupe le voisinage d'organes qu'il importe de ménager, et de produire des cicatrices vicieuses ou des difformités.

Aussi, l'emploi du bistouri me paraît-il préférable.

On peut facilement bien circonscrire le mal, l'enlever largement et profondément, et combler la perte de substances avec un lambeau autoplastique.

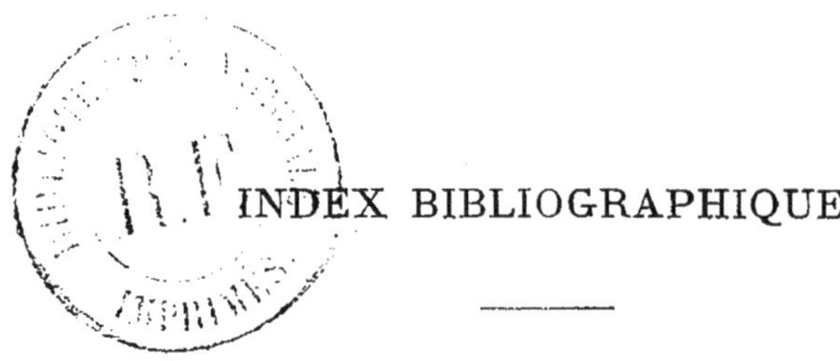

INDEX BIBLIOGRAPHIQUE

ALIBERT. — Nosologie naturelle, 1817, et précis des maladies de la peau.

MÉRAT. — Dictionnaire des sciences médicales, 1819. Art. noli me tangere.

CARAULT. — Thèse de Paris, 1819. Essai sur les ulcères de la peau.

MAYOR. — Thèse de Paris, 1846. Recherches sur les tumeurs épidermiques et leurs relations avec l'affection cancéreuse.

MICHON. — Thèse de concours, 1848.

BIETT. — Maladies de la peau, 1838.

DEVERGIE. — Maladies de la peau, 1854.

CAZENAVE. — Compendium des maladies de la peau, 1869, et Annales des maladies de la peau.

VERNEUIL. — Archives de médecine, 1854.

CHAUSIT. — Archives de médecine, 1858.

BAZIN. — Affections génériques de la peau, 1862.

HARDY. — Leçons sur les maladies de la peau, 1868, et art. Acné du Dictionnaire.

LAILLER. — Leçons sur quelques affections cutanées, 1877.

HEURTAUX. — Du cancroïde en général. Thèse de 1860, et Art. Cancroïde du Dictionnaire.

LEBERT. — Traité pratique des maladies cancéreuses, 1851.

HEBRA. — Maladies de la peau, 1869.

JAUZION. — Thèse de Paris, 1876.

BERGERON. — Bulletin de l'Acad. de méd., t. XXIX, p. 278.

VIDAL. — Bulletin de la Soc. méd. des hôp., t. XII, p. 93.

VIRCHOW. — Traité des tumeurs.

PINDFLEISCH. — Traité d'anatomie pathologique.

CRUVEILHIER. — Traité d'anatomie pathologique.

HUGUES BENNETT. — On cancerous and crancroid gronths. Edimbourg, 1849

GUBETTA. — Thèse de 1847.

Paris. — A. PARENT, imprimeur de la Faculté de Médecine, rue M.-le-Prince, 29-31

www.ingramcontent.com/pod-product-compliance
Ingram Content Group UK Ltd.
Pitfield, Milton Keynes, MK11 3LW, UK
UKHW020441230726
13925UKWH00004B/1768

9 782014 052060